AF200315

3. Auflage

ISBN 9783748133698

Herstellung & Verlag: BoD- Books on Demand, Norderstedt

Bibliografische Information der Deutschen Nationalbibliothek: Die Deutsche Nationalbibliothek verzeichnet diese Publikation in der Deutschen Nationalbibliografie; detaillierte bibliografische Daten sind im Internet über dnb.dnb.de abrufbar.

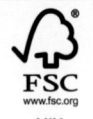

Doris Richter

Komplementäre Behandlung in der Zahnmedizin

Ganzheitliche Zahn- und Mundhygiene

Naturheilverfahren in der Zahnmedizin
nach Richter

mit Hilfe von

ONCC-Komplexmitteln

(ONCC - Oral Nature Care Complex)

nach Richter

Das große Kompendium
mit Erklärungen nach Richter

Für Zahnärzte, Therapeuten und Patienten

Vorwort

27 energetische Mischungen aus homöopathisch hergestellten Komplexmitteln, die ganz spezifisch für die Patienten in der Zahnmedizin entwickelt wurden, werden hier kurzerhand beschrieben und erklärt.

Der Name dieser Mittel erscheint abgekürzt mit den entsprechenden Nummern:

ONCC - Oral Nature Care Complex

Diese Komplexmittel haben sich seit 25 Jahren bewährt und ergänzen die Behandlungen der Zahnärzte, besonders derjenigen Zahnärzte, die daran interessiert sind, mit sanften Mitteln aus der Natur den Patienten in der zahnmedizinischen Praxis Unterstützung zu geben. In den letzten Jahrzehnte entwickelte sich zum allgemeinen Nutzen für Ärzte und Patienten die ganzheitliche Zahnmedizin.

Im Rahmen der Universität Basel durften wir Zahnärzte in Ausbildungen über Komplementärmedizin davon in Kenntnis setzen, dass es durchaus hilfreiche und schnell wirksame Mittel aus dem Schatz der Natur gibt, die sichtbare Erfolge im Mundraum des Patienten, z.B. nach Extraktion, oder bei ParadontoseBehandlungen etc. erzielen.

Wir haben es einigen aufgeschlossenen Zahnmedizinern zu verdanken, diese Mittelreihe immer weiter vervollständigen zu dürfen und ihnen gilt ganz besonders unser Dank für ihr Vertrauen in diese Arbeit. Doch ganz besonders danken wir allen Patienten, denen wir in zahnmedizinischen Fragen helfen durften, als Ergänzung in der herkömmlichen Zahnmedizin.

Doris Richter

Inhaltsverzeichnis

Abszess - (ONCC 1)

Ein Abszess ist eine umkapselte Eiteransammlung, welche durch entzündliche Gewebsveränderungen und Einschmelzung des Gewebes in der Zahn- oder Kiefer-Region entsteht.

Abszesse können Folge von äusseren oder inneren Einflüssen der vielfältigsten Art sein.

Infektionen, Bakterien, Pilze etc. belasten das Immunfeld regional im Bereich des betroffenen Gewebes oder auch allgemein im Körper.

Gezielte Maßnahmen:

‣ Hilfe bei Verletzungen im Mikro- und im Makrobereich,

‣ Aktivierung der lymphatischen Situation und Anregung des Abwehrsystems,

‣ Narbenentstörung (Prophylaxe) und Vorbereitung der Heilung durch Verbesserung der Wundregion,

‣ Vitalisierung und Harmonisierung der psychischen Ressourcen

Homöopathische Medikamentation (nach Richter)

Zusammensetzung (Mischung des Mittels **Regenerese Dental Post OP**):

Hepar sulfuris, Magnesium carbonicum, Barium muriaticum, Ledum, Sequioadendron giganteum, Holz R, Calendula, Belladonna, Apis, Symphytum, Hypericum, Arnica, Silicea, Staphisagria, Gelsemium, Walnussbaum-Essenz R, Kieferbaum-Essenz R

Amalgam – Ausleitung - (ONCC 2)

Amalgam ist eine Mischung aus einem Metallpulver und Quecksilber. Wird ein Zinn-Silber-Kupfer-Pulver mit dem Quecksilber vermengt, ergibt sich eine plastisch verformbare Paste, es ist das zahnärztliche Amalgam. Dieses Zahnfüllungsmaterial wurde erstmals im sechzehnten Jahrhundert erwähnt und wird bis heute in der Zahnmedizin verwendet. Heute ist Amalgam in der modernen Zahnmedizin als Füllungsmaterial nicht wegzudenken. In der Zahnmedizin wird derzeit nur das Silberamalgam, kurz Amalgam genannt, verwendet. Es ist ein wesentlicher Bestandteil der konservativen Zahnmedizin. Amalgam ist in der Praxis leicht herzustellen, einfach und problemlos zu verarbeiten und im Verhältnis preiswert. Durch die Problematik, die in der Verwendung des Materials besteht und durch den zunehmenden Druck der vielen nachweislich „Amalgam geschädigten" Patienten, sowie durch Mediziner und Naturheilkundler ist die breite Öffentlichkeit regelrecht alarmiert worden.

Die Bioresonanztherapie wird oft als sehr hilfreiches Mittel genannt, einen Patienten bei der Ausleitung zu unterstützen. Durch Inversion der Schwingung am Bicomgerät und einbringen von patienteneigenen Amalgam kann über das Phänomen der Interferenz bioenergetisch eine Löschung der Schwingungsmuster von Amalgam im Körper der Patienten erzielt werden. Das Verwenden des ausgebohrten Füllungsmaterials zur Behandlung oder Löschung ist optimal und verhilft dem Patienten dazu, möglichst rasch und störungsfrei die Vitalisierung der körpereigenen Kräfte zu bewerkstelligen. Ebenfalls werden homöopathische Mittel zur Unterstützung der Ausleitungstherapie verwendet.

Quecksilber(im Silber-Amalgam) wirkt als Zell und Protoplasmagift, es ist unter anderem in der Lage Enzyme zu hemmen und Proteine zu denaturieren. Quecksilber reichert sich bevorzugt in Nieren, Leber und Zentralnervensystem sowie in den Ganglien (Nervenknoten) an und führt dort latent oder akut zu manifesten Funktionsstörungen.

Viele Symptome, die Patienten schildern, ähneln denen der Quecksilbervergiftung, oder einer Vergiftungssymptomatik. Da diese Toxinbelastungen in ihrer Komplexität meist nicht vollständig vorliegen, werden die Zusammenhänge meist verkannt, denn es fehlen die entsprechenden Laborparameter.

Gezielte Maßnahmen:

▸ Entgiftung des Pischingerschen[1] Grundsystems

▸ Aktivierung der Leber, der Nieren und des Lymphsystems

▸ Ausleitung von Schwermetallen und Aktivierung der Lymphe

▸ Regulation bei chronischen allergischen Belastungen

▸ Stärkung des Zentralnervensystems

Homöopathische Medikamentation (nach Richter)

Zusammensetzung:

Benzoicum acidum, Cardamine pratensis Richter, Hepar sulfuricum, Juglans regia Richter, Kalium sulfuricum, Korallenotter (Elaps. Cor.), Magnesium phosphoricum

---

[1] **Pischingerschen Grundsystem siehe Seite 56**

Bruxismus (Zähneknirschen) - (ONCC 3)

Verspannungen durch nächtliches Zähneknirschen oder Zähne zusammen-beissen, der Bruxismus ist eine weit verbreitete Reaktion des Körpers auf verschiedene, nicht offensichtliche Ursachen des physischen Körpers und bei seelischem Stress. Es wirken Kräfte von bis zu 100 Kilogramm pro Quadratzentimeter auf die Zähne ein. Es werden auf diese Weise nicht nur die Kiefergelenke , die Kaumuskeln, die Nerven und die Zähne geschädigt, sondern die Verspannungen übertragen sich auch auf den Schulter- und Nackenbereich und haben sogar noch tiefer liegende Schädigungen (Nervenstörungen, Störungen im Mineralstoffhaushalt, Bindegewebs-veränderungen etc.) zur Folge.

Gezielte Maßnahmen:

‣ Regulierung der neuro-vegetativen Zentren

‣ Vitalisierung und Harmonisierung der psychischen Ressourcen

‣ Knochenfunktionsstärkung (Osteoblasen, Osteoklasten, Knochenmark)

‣ Dynamisierung des Bewegungsapparates, Kiefergelenke

‣ Verbesserung der Statik

‣ Entgiftung des Vitalkörpers (Chakren, Meridiane)

Homöopathische Medikamentation (nach Richter)

Zusammensetzung:

Baptisia, Belladonna, Elaterinum, Ferrum phosphoricum, Gambogia, Birnenbaum-Essenz R

Zahnärztliche Chirurgie - (ONCC 4)

Die zahnärztliche Chirurgie unternimmt operative Eingriffe im gesamten Mundraum, also kleinere Eingriffe sowie umfangreichere und manchmal auch komplizierte Operationen, welche die Zähne, den Kiefer und die Weichgewebe der Mundhöhle betreffen.

Gezielte Maßnahmen:

▸ Narbenentstörung (Prophylaxe) und Vorbereitung der Heilung durch Verbesserung der Wundregion

▸ Harmonisierung des Vitalkörpers (Chakren, Meridiane)

▸ Heilen von Folgen von notwendigen Verletzungen des Gewebes und der Knochenregion durch chirurgische Eingriffe

▸ Ausscheidung von Medikamentenrückständen, auch bei Unverträglichkeiten

▸ Vitalisierung und Harmonisierung der psychischen Kräfte

Homöopathische Medikamentation (nach Richter)

Zusammensetzung:

(Mischung des Mittels **Regenerese Dental Post OP**):

Hepar sulfuris, Magnesium carbonicum, Barium muriaticum, Ledum, Sequioadendron giganteum, Holz R, Calendula, Belladonna, Apis, Symphytum, Hypericum, Arnica, Silicea, Staphisagria, Gelsemium, Walnussbaum-Essenz R, Kieferbaum-Essenz R

Extraktion operativ - (ONCC 5)

Die Extraktion, lateinisch extrahere herausziehen, ist ein zahnärztliches Verfahren zur mechanischen Entfernung eines Zahnes und wird meist unter lokaler Betäubung durchgeführt. Natürlich bleibt zunächst eine Wunde und Gewebsschädigung zurück, die mit Bicomtherapie sowie mit homöopathischen Mitteln deutlich und wirkungsvoll nachbehandelt werden kann.

Gezielte Maßnahmen:

▸ Narbenentstörung (Prophylaxe) und Vorbereitung der Heilung durch Verbesserung der Wundregion

▸ Harmonisierung des Vitalitätskörpers (Chakren, Meridiane)

▸ Regulierung der psychischen Vitalität

▸ Sauerstoffaktivierung

▸ Yin-Yang-Ausgleich im energetischen Bereich

▸ Immunstärkung

Homöopathische Medikamentation (nach Richter)

Zusammensetzung:

(Mischung des Mittels **Regenerese Dental Post OP**):

Hepar sulfuris, Magnesium carbonicum , Barium muriaticum, Ledum, Sequioadendron giganteum, Holz R, Calendula, Belladonna, Apis, Symphytum, Hypericum, Arnica, Silicea, Staphisagria, Gelsemium, Walnussbaum-Essenz R, Kieferbaum-Essenz R

Inkorporation Fremdmaterialien - (ONCC 6)

Inkorporation (lat. incorporatio) bedeutet Einverleibung. Die Inkorporation in der Zahnmedizin ist die Aufnahme von Stoffen, hier im besonderen Zahnersatzmaterial in den menschlichen Organismus. Für den Körper ist dies immer erst einmal ein Eingriff, indem organisches Gewebe verletzt wird und er benötigt zusätzlich zu dieser Verletzung eine Eingewöhnungszeit und eine Toleranz, sowie Integrationsfähigkeit gegenüber dem körperfremden Material.

Gezielte Maßnahmen:

▸ Stärkung des Bindegewebes (Mesenchymaktivierung)

▸ Anregung der körpereigenen Integrationskräfte

▸ Toxinausleitung (alle Fremdmaterialien haben eine gewisse Toxinbelastung deshalb Ausleitung)

▸ Toleranzmöglichkeiten des Organismus durch Dämpfung

▸ Neutralisierung der möglichen allergischen Reaktionen

Homöopathische Medikamentation (nach Richter)

Zusammensetzung:

Betula pubescens R, Bismuthum, Digitalis R, Equisentum fluviatile R, Fragaria vesca R

Implantation - (ONCC 7)

Ein Implantat in der Zahnmedizin ist ein im Organismus eingepflanztes künstliches Material. Es wird permanent oder für einen längeren Zeitraum dort eingesetzt. Es wird dabei nach medizinischen, plastischen und funktionellen Implantaten unterschieden. Für den Körper ist es immer ein Eingriff in sein strukturelles, also rein körperliches Feld und in sein feinstoffliches, so genanntes bioenergetisches Feld.

Gezielte Maßnahmen:

‣ Stärkung des Bindegewebes (Mesenchymaktivierung)

‣ Immunstimulierung

‣ Vorbeugung gegen bakterielle und mykotische Einflüsse (Milieuverbesserung)

‣ Aktivierung der Lebervitalkraft

‣ Knochen- und Gewebsstärkung

‣ Stärkung der gesamten Durchblutung regional wie auch allgemein

Homöopathische Medikamentation (nach Richter)

Zusammensetzung:

Betula pubescens R, Digitalis R, Equisetum fluviatile R

zusammen mit:

<u>Zusammensetzung:</u>

(Mischung des Mittels **Regenerese Dental Post OP**):

Hepar sulfuris, Magnesium carbonicum , Barium muriaticum, Ledum, Sequioadendron giganteum, Holz R, Calendula, Belladonna, Apis, Symphytum, Hypericum, Arnica, Silicea, Staphisagria, Gelsemium, Walnussbaum-Essenz R, Kieferbaum-Essenz R

Karies - (ONCC 8)

Das Wort kommt aus dem Lateinischen und bedeutet Morschheit, Faulheit. Als erste so genannte Vorstufe der Karies, bilden sich Entkalkungen. Diese sind als weisse Flecken makroskopisch erkennbar. Durch Einlagerungen von Farbpigmenten aus der Nahrung oder durch bakterielle Einflüsse werden diese Flecke oft dunkler oder sogar fast schwarz.

Wird eine Karies im Anfangsstadium nicht gezielt behandelt, kann es zu tieferen Schäden kommen. Wenn mehr als nur der Zahnschmelz erkrankt ist, dringt die Karies in das Dentin (Zahnbein) vor. Karies ist eine der häufigsten Infektionskrankheiten der modernen Welt. Ausgelöst wird die Erkrankung von Bakterien, die sich auf den Zähnen ansiedeln und durch ihre sauren Stoffwechselprodukte den Zahnschmelz schädigen. Auch durch Störungen im Kalzium-Magnesiumhaushalt, durch Störungen anderer Mineralien oder durch psychische Einflüsse (Revierkonflikte z.B.) schreitet die Karies, ohne gezielte Maßnahmen, fort. Im weiteren Verlauf können auch Zahnbein und Zahnnerven befallen werden. Im schlimmsten Fall ist der Verlust eines oder mehrere Zähne zu beklagen. Sehr wichtig sind die rechtzeitigen Maßnahmen, äusserliche wie innerliche.

Gezielte Maßnahmen:

▸ Verbesserung von Konfliktfähigkeit und Lösungsorientiertes im Handeln

▸ Säurebasenregulation

▸ Aktivierung der lymphatische Situation und Anregung des Abwehrsystems

▸ Sauerstoff-Aktivierung des Gewebes

▸ Regulierung der Mundflora

▸ Milieuverbesserung der Darmregionen (Entgiftung, Toxinausleitung)

▸ Revierstärkung durch psychische Vitalisierung und Regulation

Homöopathische Medikamentation (nach Richter)

Zusammensetzung:

Kinder: Belladonna, Bismuthum, Eichenbaum-Essenz R, Elaterinum, Hepar sulfuricum, Juglans regia R

Erwachsene: Betula pubescens R, Calcium phosphoricum, Davidia involucrata R, Epilobium angustifolium R, Gentiana puntata, Hedera helix R, Jodum

Kaubeschwerden - (ONCC 9)

Kauen ist ein vollkommen natürlicher und deshalb selbstverständlich schmerzloser Vorgang. Durch intensives Kauen wird die Nahrung zerkleinert und man kann sie besser schlucken. Außerdem werden durch das Kauen Geschmacks- und Geruchsstoffe aus der Nahrung freigesetzt und fördern so den Appetit. Viele Menschen, besonders die Älteren unter uns haben das Problem, dass sie unter Zahnverlust, schlecht sitzende Prothesen und anderen Kaubeschwerden leiden. Dies führt zu verschiedenen Beschwerden je nach Alter und Erkrankung im Zahn-Kieferbereich.

Gezielte Maßnahmen:

▸ Regulierung der Kopfregion und der betreffenden Gelenke und der Statik

▸ Regulierung der Beckenregion und der betreffenden Gelenke und der Statik

▸ Dynamisierung der neurovegetativen Steuerung (Kreuzbein

▸ Kiefergelenk, Nackenregion)

▸ Entfesselung der dynamischen Kräfte durch Auflösung von seelischen Blockaden (Ängste, Schock etc.)

▸ Harmonisierung der eventuell vorhandenen Konfliktherde im neurovegetativen Bereich

▸ Verspannungen durch Regulationsstörungen im Kalzium-Magnesiumhaushalts

Homöopathische Medikamentation (nach Richter)

Zusammensetzung:

Ahornbaum-Essenz R, Betula pubescens R, Calcium carbonicum, Calendula, Equisentum fluviatile R, Gelsemium, Jaburandi, Mephites

Kieferorthopädie - (ONCC 10)

Die Kieferorthopädie ist das Teilgebiet der Zahnmedizin, das sich mit der Verhütung, Erkennung und Behandlung von Fehlstellungen der Kiefer und Zähne befasst.

Die Behandlung geschieht meistens entweder mit herausnehmbaren Plattenapparaturen, Funktionskieferorthopädischen Apparaturen zur orthopädischen Kieferlagekorrektur, festsitzenden Zahnspangen zur Korrektur einer Zahnfehlstellung oder mit einer Kombination von herausnehmbaren und festen Spangen. Es bestehen Wechselwirkungen von Zahnstellung und Bewegungsapparat, auch besteht eine Wechselbeziehung vom Mundorgan, Fehlstellungen der Zähne oder Anomalien zur Psyche. Nach den regeln der energetischen Medizin (Akupunktur) hat jeder Zahn sogar eine spezifische Verbindung im Energiekreislauf durch die Meridiane (z.B. Frontzähne – Blasen-Nierenregion, Eckzähne – Organ Leber)

Gezielte Maßnahmen:

▸ Regulierung der Kopfregion und der betreffenden Gelenke und der Statik

▸ Regulierung der Beckenregion und der betreffenden Gelenke und der Statik

▸ Dynamisierung der neurovegetativen Steuerung (Kreuzbein, Kiefergelenk

▸ Nackenregion)

▸ Stärkung des Immunsystems

▸ Sauerstoffaktivierung

▸ Nierenausscheidungsaktivierung

- Giftstoffausscheidung (Toxinentlastung durch Verbesserung der Entgiftungsfunktionen des Körpers)

Homöopathische Medikamentation (nach Richter)

Zusammensetzung:

Cardamine R, Camphora R, Hydnum repandum, Birnenbaum-Essenz, Buchenbaum-Essenz, Calcium fluor, Equisentum fluviatile R

Lokalanästhesie - (ONCC 11)

Eine örtliche Herabsetzung der Wahrnehmung an einem bestimmten Ort im Mundbereich bewirkt durch gezielte Applikation von Betäubungsmitteln die zeitweilige, umkehrbare Funktionshemmung von ausgewählten Nerven und führt dabei zu Empfindungslosigkeit, Schmerzfreiheit und Hemmung der aktiven Beweglichkeit in Teilen des Mundapparates in der Zahnmedizin. Die Lokalanästhesie ermöglicht unangenehme medizinische Prozeduren, ist also sehr segensreich, hat jedoch manchmal auch Nebenwirkungen, besonders bei empfindlichen Personen.

Gezielte Maßnahmen:

- Ausleitung von Rückständen durch die medizinische Behandlung

- Nervenstärkung

- Toxinausleitung

- Herzkreislaufstärkung

- Schilddrüsenregulation

- neurovegetative Stabilisierung und Harmonisierung (Nervenstärkung)

- Entspannung

- Regulation der neurovegetativen Zentren (Psyche, Herznerven)

Homöopathische Medikamentation (nach Richter)

Zusammensetzung:

Barium carbonicum, Calcium fluoratum, Equisetum fluviatile R, Hedera helix R, Ipecacuanha, Kalium jodatum

Oligosiali (Speichelfließrate reduziert oder gestört) - (ONCC 12)

Verminderte Speichelabsonderung (griech. sialon/ Speichel) entsteht bei diversen Gesundheitsstörungen auch bei schwereren wie z.B. bei Essstörungen, psychischen Belastungen, Mineralstoffstörungen, bei Diabetes, Durchfall, starken Schweissen, Erbrechen, Magenstörungen, Leberstörungen und ist deshalb in der Medizin sehr bekannt.

Im warmen und feuchten Milieu der Mundhöhle leben Milliarden von Mikroorganismen: Pilze, Viren und zur Hauptsache Bakterien. Diese ernähren sich von leicht verwertbaren Substanzen wie Zucker und Kohlenhydraten. Bei entsprechendem Nahrungsangebot und ungenügender Mundhygiene vermehren sie sich sehr schnell und bilden zusammen mit verbliebenen Nahrungsresten in kurzer Zeit einen zähen Belag auf den Zahnoberflächen: die Plaque. Der gesunde Speichelfluss reguliert die

Immunsituation und stärkt eine gesunde Verdauung, die schon im Mund beginnt.

Gezielte Maßnahmen:

▸ Stärkung des Immunsystems

▸ Sauerstoffaktivierung

▸ Aktivierung der lymphatischen Situation

▸ Anregung des Abwehrsystems

▸ Entspannung der Halsregion

▸ Regulierung der Mineralhaushaltsführung (z.B. Kalzium-Magnesium, Siliziumhaushalt, Wasserhaushalt)

Homöopathische Medikamentation (nach Richter)

Zusammensetzung:

Hydnum repandum, Camphora R, Calcium fluoratum, Elaterium, Hedera helix R, Kalium muriaticum, Magnesium phosphoricum, Oleander, Birnenbaum-Essenz, Buchenbaum-Essenz

Parodontitis - (ONCC 13)

Bei einer Entzündung des Zahnhalteapparates (Parodont) sprechen wir von Paradontitis. Kieferknochen, Zahnfleisch, Zahnhals, das Wurzelzement und die Wurzelhaut (Desmodont) können betroffen sein. Das Wurzelzement ist der äußere Teil des Zahns, der vom Zahnfleisch umschlossen wird. Außen wird das Wurzelzement durch die Wurzelhaut umfasst. Diese besteht aus

Bindegewebe und verbindet den Zement mit dem knöchernen Zahnfach. Neben Karies ist die Parodontitis die zweite große Mundkrankheit. Sie wurde früher oft als Parodontose bezeichnet. Die Hauptursache sind Bakterien, die sich im Zahnbelag ansammeln.

Gezielte Maßnahmen:

▸ Vorbeugung gegen bakterielle und mykotische Einflüsse (Milieuverbesserung)

▸ Entgiftung des Pischingerschen[2] Grundsystems

▸ Aktivierung der Leber, der Nieren und des Lymphsystems

▸ Bindegewebsstärkung, Yin-Yang-Ausgleich im energetischen Bereich

▸ Toxinausleitung

▸ Verbesserung des Blut und Lymphflüssigkeitsmilieus

▸ Zellvitalisierung und Zellverjüngung

Homöopathische Medikamentation (nach Richter)

Zusammensetzung:

(Mischung des Mittels **Regenerese Dental Post OP**):

Hepar sulfuris, Magnesium carbonicum , Barium muriaticum, Ledum, Sequioadendron giganteum, Holz R, Calendula, Belladonna, Apis, Symphytum, Hypericum, Arnica, Silicea, Staphisagria, Gelsemium, Walnussbaum-Essenz R, Kieferbaum-Essenz R

zusammen mit:

2

Zusammensetzung:

Barium jodatum, Baptisia, Calcium carbonicum, Chelidonium, Dolichos pruriens, Equisetum fluviatile R, Ferrum phosphoricum, Ficus carica R

Präparation Zahnhartsubstanz - (ONCC 14)

Restaurative Zahnheilkunde arbeitet auch oft an der Zarthartsubstanz. Alles lebt, auch diese Region, die Region des Zahnbeins, oder des Zahnschmelzes ist ein Teil vom Ganzen und deshalb reagiert sie und der restliche Körper wiederum auf sie. Jeder Zahn ist an einen energetischen Kreislauf angebunden, wirkt zusammen im ganzen Spiel der körpereigenen Energie. Jeder Eingriff hat Einfluss auf das bioenergetische Feld. Bereits vor 4000 Jahren haben die Chinesen die nicht- sichtbaren Leitungsbahnen dieses Informationsflusses als ‚Meridiane' definiert. Alle diese Meridiane haben Entsprechungen in bestimmten Organen und Organgruppen. So haben z.B. die Schneidezähne eine Meridian-Beziehung zu Niere und Blase über den Nieren-Blasen-Meridian und zum Urogenital-Bereich über das so genannte Konzeptionsgefäß.

Gezielte Maßnahmen:

▸ Knochenfunktionsstärkung (Osteoblasen, Osteoklasten, Knochenmark)

▸ Dynamisierung des Bewegungsapparates

▸ Kiefergelenke(Kreuzbein-Steissbeinreflexorgane der Kieferregion)

▸ Verbesserung der Statik

▸ Gewebsstabilisierung

- ▸ Entgiftung des Vitalkörpers (Regulation der Chakren, Meridiane)
- ▸ Stärkung der neurovegetativen Zonen

Homöopathische Medikamentation (nach Richter)

Zusammensetzung:

Borax, Cadmium sulfuricum, Equisetum fluviatile R, Gelsemium, Glonoinum, Hypericum

Pulpitis - (ONCC 15)

Pulpitis ist die Entzündung der Pulpa, also des Gewebes im Zahninnenraum. Sie wird verursacht durch mechanische, thermische und chemische Reizung (zum Beispiel während einer Zahnbehandlung) oder durch Bakterien die in Kariesläsionen oder durch Risse oder Frakturen in den Zahn eindringen.

Entzündungen des Zahnnervs können vielfältig und von vielen verschieden Ursachen herrühren. Nach den Forschungen Pischingers[3]ist die Pulpa ein Bestandteil des überall im Körper vorhandenen Bindegewebes oder Mesenchyms. Dieses Gewebe ist der Träger der Lebensfunktionen der Parenchymzellen, da es eine Art Transitstrecke für alle Nährstoffe sowie die nervalen und hormonellen Informationen ist. Seit den empirischen Untersuchungen von Zahnmedizinern wie Dr. Voll und Dr. Kramer wissen wir von Auswirkungen der Zähne auf die Akupunkturmeridiane, d.h. jeder Zahn hat wechselseitige Beziehungen zu bestimmten Organen, Drüsen, Wirbelsäulenabschnitten etc, die zu einem speziellen Meridian gehören.

---

[3] Pischingerschen Grundsystem siehe Seite 56

Energetische Wechselwirkungen oder Resonanzketten müssen wir heute unbedingt in der Behandlung des Patienten beachten. Liegt z.B. im Organismus eine Störung eines Organs vor, so wird der Zahn welcher mit diesem Organ in Resonanz liegt, bei einer Präparationsbehandlung wesentlich eher und schneller zu degenerativen Erscheinungen neigen als ein Zahn, der keine Fremdbelastung aufweist. Diese Auswirkungen zeigen sich besonders intensiv bei den oberen Molaren, wenn die zugehörigen Organe Pankreas, Magen, Schilddrüse oder Nebenschilddrüse erkrankt sind.

Gezielte Maßnahmen:

▸ antibakteriell und antimykotisch wirksam

▸ energetische Unterstützung der Herdsanierung

▸ Toxinausleitung

▸ Vorbeugung gegen bakterielle und mykotische Einflüsse (Milieuverbesserung)

▸ Vorbeugung bei chronischen Entzündungen im Mikro- und Makrobereich im Mundbereich

▸ Entgiftung des Pischingerschen[4] Grundsystems

▸ Aktivierung der Leber, der Nieren und des Lymphsystems

Homöopathische Medikamentation (nach Richter)

<u>Zusammensetzung</u> (Mischung des Mittels **Dental Sana Fit**):

Belladonna, Conium maculatum, Punica granatum Frucht, Dryas octopetala, Juglans regia Frucht, Aluminia silicata, Weidenbaum-Essenz

―――――――――――

Röntgenbelastung - (ONCC 16)

In der Zahnmedizin dient das Röntgen zur Feststellung von Übersichts-
gebung im Mund- und Kieferbereich, die im Zusammenhang mit Sympto-
men, Zeichen und eventuell anderen Untersuchungen eine Diagnose
ermöglichen (Röntgendiagnostik). Die unterschiedlich dichten Gewebe des
menschlichen Körpers absorbieren die Röntgenstrahlen unterschiedlich
stark, so dass man eine Abbildung des Körperinneren erreicht, die
Darstellung von Verschattung und Aufhellung schenken die Möglichkeit zur
Befundaufnahme. Natürlich hat die Strahlung Auswirkungen auf die
Zellsituation und bei neurovegetativ empfindlichen Personen kann es zu
einer Schwäche in den Arealen des Körpers führen.

Gezielte Maßnahmen:

‣ Hilfe bei radioaktiver Belastung generell

‣ Hilfe im feinstofflichen Bereich (in den Chakren und in den
  Akupunkturmeridianen)

‣ Hilfe bei Strahlenbelastung allgemein

‣ bei neurovegetativer Empfindlichkeit allgemein bei Strahlungen

‣ Schilddrüsenregulation, Entgiftung des Vitalkörpers (Chakren,
  Meridiane)

‣ Stärkung der neurovegetativen Zonen

‣ Nervenstärkung

Homöopathische Medikamentation (nach Richter)

<u>Zusammensetzung</u>:

Aurum, Calcium fluoratum, Ephedra, Hedera helix R, Jalapa, Juglans regia R, Lachesis, Naphthalinum, Oleander

Sinusitis maxillaris - (ONCC 17)

Die chronische oder akute Entzündung der Oberkieferhöhle kann verschiedene Ursachen haben und ist oft schmerzhaft durch Anschwellungen und Entzündungen der betreffenden Region.

Gezielte Maßnahmen:

▸ Entgiftung des Pischingerschen[5] Grundsystems

▸ Aktivierung der Leber, der Nieren und des Lymphsystems

▸ Milieuverbesserung der Darmregionen (Entgiftung, Toxinausleitung)

▸ Vorbeugung bei chronischen Entzündungen im Mikro- und Makrobereich im Mundbereich

▸ Fokalherdtherapie

▸ Schleimhautstärkung

▸ Mileubereinigung

▸ Stärkung der Psyche (Revierkonflikte oder ähnliche Konfliktbelastungen)

---

[5] Pischingerschen Grundsystem siehe Seite 56

Homöopathische Medikamentation (nach Richter)

<u>Zusammensetzung:</u>

Buchenbaum-Essenz R, Calcium fluoratum, Chelidonium majus R, Equisetum fluviatile R, Hepar sulfuricum, Kalium sulfuricum, Magnesium phosphoricum

Störfelder, devitale Zähne - (ONCC 18)

In der modernen Zahnmedizin wird, auch besonders vom biologischen Standpunkt aus (Biologische Zahnmedizin), darüber diskutiert, ob und wieweit devitale (tote) Zähne, also Zähne, deren Nerven aus irgendwelchen Gründen abgestorben sind, eine Gefährdung der Gesundheit darstellen. Ohne Zweifel muss so ein Zahn entweder extrahiert werden oder, soll er gehalten werden, muss er endodontisch behandelt werden (Wurzelkanal-behandlung). Wurzelkanalbehandlungen gehören zu den anspruchsvollsten zahnärztlichen Arbeiten. Sie haben zum einen das Ziel den Kanalinhalt vollständig auszuräumen, die Oberflächen zu desinfizieren und zum zweiten einen vollständigen, dichten und beständigen Verschluss der Kanäle zu erreichen. In jeder Zahnwurzel verläuft mindestens ein Wurzelkanal oder oft auch mehrere, die Kanalquerschnitte sind praktisch nie rund und oft sogar verwinkelt. Verschiedentlich sind die Hauptkanäle verzweigt, denn Nebenkanäle verlaufen auch rechtwinklig zur Wurzeloberfläche. Der behandelnde Arzt kann dann das Operationsfeld nicht direkt einsehen. Oft ist es jedoch nicht möglich die Kanäle bis ganz zur Wurzelspitze hin auszuräumen und dann wieder aufzufüllen. Wegen eines ungünstigen Querschnittes kann z.B. nicht alles infizierte Material as dem Kanal entfernt werden oder Seitenkanäle können nicht ganz aufgefüllt werden. In den nicht behandelten Partien können Giftstoffe (toxische Proteine) gebildet und freigesetzt werden. Dann besteht ein Risiko für eine spätere chronische Infektion mit Fernwirkungen auf andere Organe, welche zwar vielleicht direkt am Ort des Geschehens, also am Zahn keine Beschwerden machen, von der aus aber irgendwo im Körper ein Problem ausgelöst und weiter unterhalten werden kann. Die biologisch orientierte Zahnmedizin spricht in diesem Zusammenhang auch von Störfeldern oder einem Herdgeschehen. Eine Behandlung auch durch Bicomtherapie oder/und mit homöopathischen Mitteln ist wichtig.

Möglichkeit von Störfeldern

Kieferostitis, Gingivitis, wurzelbehandelter Zahn, Zahnwurzelgranulom, Pulpitis, Weisheitszahn Engstand

Gezielte Maßnahmen:

▸ Entgiftung des Pischingerschen[6] Grundsystems

▸ Aktivierung der Leber, der Nieren und des Lymphsystems

▸ Aktivierung der lymphatischen Situation

▸ Anregung des Abwehrsystems

▸ neurovegetative Stabilisierung und Harmonisierung (Nervenstärkung)

▸ Nieren und Leberentgiftung

▸ Aktivierung der körpereigenen Regulationskräfte

▸ Meridianstärkung

---

[6] Pischingerschen Grundsystem siehe Seite 56

Homöopathische Medikamentation (nach Richter)

<u>Zusammensetzung</u>:

Benzoicum acidum, Drosera rotundifolia R, Gingkobaum-Essenz R, Graphites, Juglans regia R, Magnesium sulfuricum, Phosphoricum acidum

Regenerese Dental Post (Verletzungsmittel) - (ONCC 19)

Die Behandlungen beim Zahnarzt sind auch immer Eingriffe im Mundorgan, die notwendigerweise das Gewebe und den Zahn oder die Kieferregion im Bereich des Knochens verletzen. Die Wundenkunde (griech. trawmatolojía) ist die Wissenschaft von den Verletzungen und Wunden sowie deren Entstehung und Behandlung. Durch die moderne, naturheilkundlich orientierte Methode der Bioresonanz und der modernen Arzneimittel wird dem Patienten schnell und merklich effizient geholfen, die Schwäche des Traumas zu überwinden.

Gezielte Maßnahmen:

▸ Neurovegetative Stabilisierung und Harmonisierung (Nervenstärkung)

▸ Regeneration nach Verletzung durch notwendige Eingriffe

▸ Sauerstoffaktivierung

▸ Aktivierung des Immunsystems

▸ Allgemeine Vitalisierung der feinstofflichen Regionen des Körpers

Homöopathische Medikamentation (nach Richter)

Zusammensetzung:

Arnica montana, Baptisia, Bellis perennis, Bombax ceiba Richter, Cadmium sulfuricum, Calcium carbonicum, Calcium phosphoricum, Digitalis R, Fagus sylvatica R, Ledum palustre R, Korallenotter R, Eschenbaum-Essenz R

zusammen mit:

Zusammensetzung:

(Mischung des Mittels **Regenerese Dental Post OP**):

Hepar sulfuris, Magnesium carbonicum , Barium muriaticum, Ledum, Sequioadendron giganteum, Holz R, Calendula, Belladonna, Apis, Symphytum, Hypericum, Arnica, Silicea, Staphisagria, Gelsemium, Walnussbaum-Essenz R, Kieferbaum-Essenz R

Wundheilungsstörung - (ONCC 20)

Als Wundheilungsstörung bezeichnet man in der Medizin einen verzögerten oder auch atypischen Ablauf der Wundheilung. Wundheilungsstörungen können durch systemische und lokale Faktoren bedingt sein. Sie können durch zahlreiche Grunderkrankungen oder Mangelerscheinungen ausgelöst werden, z.B. Gewebehypoxie (Sauerstoffmangel), Immundefizit, Alter, Dauermedikamente etc..

Durch einen Mangel an Proteinen, Kohlenhydraten, Fetten, Vitaminen, Mineralstoffen und Spurenelementen ist eine schlechte Wundheilung auch wahrscheinlich, da der erhöhte Nährstoffbedarf des stoffwechselaktiven

Wundgewebes nicht ausreichend gedeckt wird. Viele Menschen, die am Zahnapparat Probleme haben, sind auch sonst nicht optimal fit und gesund und so kann es Wechselwirkungen geben. Auch die Psyche spielt eine große Rolle bei der Wundheilung.

Gezielte Maßnahmen:

▸ Ausgleich und Harmonisierung der gesamten Kreislaufsituation

▸ Entgiftung der Hals, Brust- und Darmlymphe

▸ Entgiftung des Pischingerschen[7] Grundsystems

▸ Aktivierung der Leber, der Nieren und des Lymphsystems

▸ neurovegetative Stabilisierung

▸ Harmonisierung (Nervenstärkung)

▸ Vitalitätssteigerung

▸ Hilfe bei undurchsichtigen Ursachen von Verzögerungen der Heilung

Homöopathische Medikamentation (nach Richter)

Zusammensetzung (Mischung des Mittels **Regenerese Dental Post OP**):

Hepar sulfuris, Magnesium carbonicum , Barium muriaticum, Ledum, Sequioadendron giganteum, Holz R, Calendula, Belladonna, Apis, Symphytum, Hypericum, Arnica, Silicea, Staphisagria, Gelsemium, Walnussbaum-Essenz R, Kieferbaum-Essenz R

---

[7] Pischingerschen Grundsystem siehe Seite 56

Zahnstein - (ONCC 21)

Feste Auflagerungen (verkalkte Plaque) auf dem Zahn, die man weder durch Spülen noch durch das Zähneputzen entfernen kann, belasten die Zähne und das Mundorgan. Zahnstein entsteht durch die Einlagerung von Mineralien aus dem Speichel und werden zu Plaque. Es gibt diverse Ursachen von Zahnsteinbildung, immer hat es auch generell mit der komplexen Stoffwechsellage, den Ausscheidungsorganen, dem Energiebereich, der Toxinbelastung, den Trink- und Essgewohnheiten und natürlich dem Alter eines Menschen zu tun.

Gezielte Maßnahmen:

- Regulation der Speichelflüssigkeit

- Enzymregulation

- Behebung des Energiemangels

- Ausgleich der Stoffwechselstörung

- Stärkung und Entgiftung sowie Regulierung des Pischingerschen[8] Grundsystems

- Anregung der Zirkulation

- Regulierung des Mineralstoffhaushalts, besonders des Kalzium- und Magnesiumhaushalts

- bei chronischen Allergien sowie bei chronischen Existenzbelastungen, welche die Psyche belasten

- Energieausgleich

---

[8] Pischingerschen Grundsystem siehe Seite 56

Homöopathische Medikamentation (nach Richter)

Zusammensetzung:

Calcium fluoratum, Chelidonium R, Lindenbaum-Essenz R, Magnesium phosphoricum, Petroleum, Polytrichum attenuatum R, Selenium

Zungenbelag - (ONCC 22)

Ähnlich der Mundschleimhaut gilt die Zunge als Spiegelbild der Befindlichkeit des Verdauungstraktes bzw. Gesamtorganismus. In der Medizin wird ein natürlicher Belag erfasst, bei geringer Zell- und Lebensmittelresten, welche durch den natürlichen Kau- und Schluckvorgang in Grenzen gehalten werden, sowie eine "belegte Zunge" diagnostiziert, bei einer krankhaften Häufung von Zell-, und Nahrungsresten, auch Bakterien bei einer Vielzahl verschiedener Grunderkrankungen, verbunden auch oft mit unangenehmen Mundgeruch können zu Zungenbelag führen. In der Behandlung sollte immer der ganze Mensch mit einbezogen werden.

Gezielte Maßnahmen:

▸ Schleimhautentgiftung

▸ Entgiftung des Stoffwechsels

▸ Lymphentgiftung

▸ Entgiftung des Pischingerschen[9] Grundsystems

▸ Aktivierung der Leber, der Nieren und des Lymphsystems

---

[9] Pischingerschen Grundsystem siehe Seite 56

- Aktivierung der lymphatischen Situation

- Anregung des Abwehrsystems

- neurovegetative Stabilisierung

- Harmonisierung (Nervenstärkung)

- Verdauungsbereichstärkung

- Entgiftung

- Ezymregulierung im Mundorgan

Homöopathische Medikamentation (nach Richter)

Zusammensetzung:

Barium, Fluoricum acidum

zusammen mit:

Zusammensetzung:
(Mischung des Mittels **Säure-Basenregulation nach Richter**):

Calcium phosphoricum, Ferrum phosphoricum, Gingkobaum-Essenz R, Acidum sulfuricum, Kalium chloratum, Centrix consulting, Lachnanthes, Opium, Sartacenia purpurea, Borax, Ipecacuanha, Ananas comosus R, Birnenbaum-Essenz R

Gag-Reflex (Würgereflex) - (ONCC 23)

Mit einem Brechreiz verbundene Schlundmuskulaturkontraktionen, manchmal schon durch Berühren (Finger, Abdruck, zu lange Prothesenbasis) des weichen Gaumens oder auf Herunterdrücken der Zunge beim Patienten durch die Behandlung.

Gezielte Maßnahmen:

▸ Aufhebung von Tendenz zu Verspannung und vermehrtem Würgereiz

▸ verbessert die Zirkulation und

▸ die Leber-Gallenenergie

▸ Regulation der Atemkräfte

▸ verbessert die Akzeptanz von chemischen Gerüchen und Alkohol etc.

▸ entspannt die Körpermuskulatur

Homöopathische Medikamentation (nach Richter)

Zusammensetzung:

Magnesium phosphoricum (Dämpfe und Gerüche, Alkohol etc.), Natrium muriaticum (Anämie), Arsenicum (Antikonvulsion), Antimon arsenicum (asthmatische Reaktion), Podophyllum (Gallenfunktion und Reflex über den Gallenblasenmeridian), Chelidonium (Blutzirkulation), Myosotis (Blutkonsistenz), Chamomilla (Verkrampfung allg.)

Verletzungsmittel - (ONCC 24)

Gezielte Maßnahmen:

▸ Allgemein bei Verletzungen im Zahn-Kieferbereich

- ‣ sowie auch bei allen anderen Verletzungen des Körpers

- ‣ generell bei psychischen Verletzungen

- ‣ als Parallelmitteln zu anderen ONCC-Mitteln

Homöopathische Medikamentation (nach Richter)

Zusammensetzung:

Arnica montana, Baptisia, Bellis perennis, Bombax ceiba Richter, Cadmium sulfuricum, Calcium carbonicum, Calcium phosphoricum, Digitalis R, Fagus sylvatica R, Ledum palustre R, Korallenotter R, Eschenbaum-Essenz R

Nervenstärkung - (ONCC 25)

Gezielte Maßnahmen:

- ‣ bei allen körperlichen, emotionalen und nervlichen Belastungen

- ‣ sowie bei chirurgischen Nervenverletzungen

Homöopathische Medikamentation (nach Richter)

Zusammensetzung:

Erythrox. coca, Gledisia tria gantos (Holz), Parrotia persica, Hypericum, Gelsemium, Phosphorus, Sulfur, Zincum valeriana

Gemütsstabilisierung (Angst v. d. Zahnarztbesuch) - (ONCC 0.1)

Gezielte Maßnahmen:

▸ Stabilisierung der Ängste oder Phobien, Einnahme schon bis zu 3 Tage vor dem Zahnarztbesuch und auch danach, falls die Psyche des Patienten bereits vorher negative Erfahrungen gesammelt hat

Homöopathische Medikamentation (nach Richter)

Zusammensetzung:

Apis mellifica, Arsenicum album, Aconitum, Bryonia, Carbo vegetabilis, Mercurius solubilis, Juglansfrucht, Panax ginseng, Granatapfel R, Bombax ceiba R, Calcium fluoratum

Juxta orales Organ - (ONCC 0.2)

(lat. für: neben der Mundhöhle liegend)

Das Juxta orale Organ ist ein ziemlich unbekanntes Organ neben der Mundhöhle, beim Menschen zwischen den Musculi temporalis und buccinator, es besteht aus epithelialem Parenchym, steht in enger Beziehung zu Nervenfasern u. sensiblen Nervenkörperchen, vor weiterer Erforschung als Chievitz-Organ nur als embryonales Gebilde angesehen.

Dieses Organ hat eine enge Beziehung zur Regeneration und Verjüngung des Körpers. Ist der Kauapparat intakt, kann der Mensch optimal kauen und dies hat einen optimalen Einfluss auf die Statik über das Kiefergelenk und die Halswirbelsäule.

Deshalb ist dieses Mittel wichtig und kommt besonders zum Einsatz nach Zahnverlust, oder auch beim Einsatz der „dritten" Zähne. Es hilft auch zur Verjüngung der Gesichtsmuskulatur.

Homöopathische Medikamentation (nach Richter)

Zusammensetzung:

Buchu (bladder irritation), Graphitis (effects of x-ray, etc.), Silicea (fibrosis), Fuligo (fibrosis), Carbo vegitabilis (haemorrh.), Rhus tox. (colds, influenz.), Natrium iod. (liver affect.), Euphrasia R (nasal passages, irrit.), Sulphur (prostata glands), Aconitum (sensitivity), Olivenbaum-Essenz, Eschenbaum-Essenz

Wellness für die Zähne nach Richter

Neben einer "Professionellen Zahnreinigung" in einer Zahnarztpraxis können Sie auch zuhause etwas Gutes für Ihre Zähne, Ihr Gebiss und den Kieferbereich tun. Dies ist besonders wichtig, wenn die Zahnfleischregion durch verschiedene Schwächen auffällig geworden ist. Jeder Mensch wünscht sich seine gesunden, schönen Zähne und ein gutes Gebiss bis ins hohe Alter hinein zu erhalten. Doch leider ist der Mensch einem Alterungsprozess ausgesetzt, der sich besonders auch in der Zahn- und Kieferregion schmerzhaft bemerkbar machen kann.

Gesundheitspflege hat viel mit Verantwortung zu tun, die man für sich und seinen Wohlbefinden aufbaut. Doch für diesen Aufbau, bzw. die äußerst notwendige Prophylaxe benötigen wir professionelle Hilfe.

Mit den **Dental Sana Fit Tropfen** nach Richter haben Sie eine solche Hilfe in der Hand. Eine Munddusche und 10-20 Tropfen der homöopathischen Mischung verbessert in wenigen Wochen Ihre Mundhygiene und wirkt sich stärkend auf die ganze Zahn-Kieferregion aus. Die drei bekannten Ursachen für einen Zahnverlust sind der schleichende parodontale Verfall, Trauma und Karies. Die meisten parodontalen Erkrankungen entstehen durch die Zahnplaquebildung.

Zahnplaque ist eine weissliche dicke, etwas flockige, gut abschabbare Lage auf Zähnen. Zahnplaque hat beinahe dieselbe Farbe wie der Zahn, weshalb dieser oft nicht bemerkt wird. Zahnplaque findet man am häufigsten entlang der Gingiva (das am Zahnhals eng anliegende Zahnfleisch) und dort, wo eine physiologische Reinigung nicht so gut möglich ist. Plaque besteht zu ca. 75% aus einem Netzwerk von lebenden und toten Bakterien und ihren Stoffwechselprodukten. Daneben kommen Essensreste, Eiweisse und Mineralstoffe aus dem Speichel und Reste von Zellen vor. Alles das wird durch einen Stoff zusammengehalten, welcher von bestimmten Bakterien gebildet wird. Zahnplaque kann durch zwei Arten Schaden verursachen, nämlich durch den Abbau des Parodontiums und durch Karies.

Falls Plaque nicht entfernt wird, entsteht Zahnstein durch eine Kalzium-phosphatbildung. Zahnstein kann sowohl unter als auch über dem Zahnfleisch gebildet werden. Einen Einfluss auf die Entwicklung von parodontalen Erkrankungen haben u. a. diverse Einflüsse. Nach der bio-logischen Zahnmedizin sind die Zähne immer auch der Spiegel des Gesamt-organismus.

In der ganzheitlichen Zahnmedizin sagt man, dass jeder Zahn durch sich selbst einen ganzen Organkreislauf vertritt. Ist z.B. der Organkreislauf Niere-Blase gestört oder geschwächt, wirkt sich das auf die Frontzähne des Kiefers aus. Gerade in diesen geschwächten Zonen kommt es dann zu Bindegewebsveränderungen, Zahntaschen, Zahnfleischentzündungen oder fortschreitender Parodontose, etc.

Aus dieser ganzheitlichen Sicht heraus ergibt sich, dass Zahnärzte, Dentalhygeniker und Ganzheitsmediziner (oder Heilpraktiker) zusammen arbeiten sollten, um den Patienten im komplexen Geschehen der Gesundheit mit Rat und Tat beiseite zu stehen.

Homöopathische Medikamentation (nach Richter)

Diese Mischung aus verschiedenen homöopathischen Mitteln wurde durch langjährige Erfahrungen für die Patienten, die sich ganzheitlich in der **Praxis für Komplementärmedizin und Naturheilverfahren** betreuen lassen, zusammengestellt und dient der Gesunderhaltung der Zahn- und Kieferregion.

Wir wünschen allen Freunden der Naturheilverfahren ein gesundes Gebiss, so dass wir alle noch lange Freude an gesunden Zähnen haben werden bis in das hohe Alter hinein.

Zusammensetzung:

Belladonna:
Entzündungen des Zahnfleisches, besonders am Zahnfleischrand und versteckt zwischen den Zähnen (das Zahnfleisch zwischen den Zähnen

nennt man die Interdentalpapillen), wirkt auf die kleinen Gefäßwände und die empfindliche oder geschwollene Schleimhaut.

Conium maculatum:

Kräfteverlust im Bereich der Zahnwurzeln, Verhärtungen durch chronische Entzündungsneigung im Bereich des Zahnfleisches (lat.: Gingiva). Da die Schleimhaut (Mukosa) des Zahnfleisches fest mit dem Knochen (Periost) verwachsen ist, kann es dort nach Entzündungen zu Durchblutungsstörungen kommen. Diese Durchflussstörungen verhindern langfristig den gesunden Zahnwurzelerhalt.

Punica granatum Frucht:

Chronische Störungen der Speichelzusammensetzung durch Säure-Basenstörung, Bakterienbelastung im Speichel, Zahnfleischschwächung durch eine Belastung des Magen-Darmtraktes, Schwellungen des Zahnfleisches.

Dryas octopetala:

Stärkung des gesamten Bindegewebes und Förderung der Durchblutung, Stärkung des Dentins und des Zahnschmelzes, Lymphreinigung im Bereich des Zahn-Kieferregion und der Halslymphe, Stärkung des Siliziumhaushaltes.

Juglans regia Frucht:

Neigung des Zahnfleisch zu kleinen Geschwüren (Ulcera des Gewebes) durch akute oder chronische Säure-Basenverschiebung, durch Zahnstein, Leber-Darm reinigend, wirkt regenerierend über die Reflexzonen der Zahn-Kieferregionen und über die gesamte Mundschleimhaut

Aluminia silicata:

Schutz und Regeneration des Dentins. Der größte Anteil des Zahnes besteht aus Dentin, auch Zahnbein genannt. Trotz seines, im Vergleich zum Schmelz geringeren Mineralgehaltes ist Dentin härter als Knochengewebe, aber sehr viel anfälliger gegen Säuren, Bakterien und Pilze als der Schmelz. Hilft gegen kariöse Zerstörung des Zahnes.

Dentin gilt als die wichtige Schutzmauer zum Erhalt und Regeneration der Pulpa, es ist aber kein kompaktes Material wie der Zahnschmelz, es enthält weniger Kalziumkristalle und mehr kollagene Fasern. Außerdem wird es von vielen kleinen Kanälen durchzogen, deren Anzahl von Pulpa zu Schmelz abnehmen.

In diesen so genannten Dentinkanälchen befinden sich Nervenfasern, Lymphe (Dentinliquor) und Zellfortsätze, die immer wieder nach Bedarf des Organismus Dentin anbauen. Das Dentin wächst und regeneriert sich also bis ins hohe Alter.

Weidenbaum-Essenz:

Erhaltung der gesunden Zahnwurzelregion durch Verbesserung der Blutzirkulation, Stärkung der Pulpa: In einem Hohlraum (Pulpenkammer) gelegen, der von allen Seiten von Dentin umschlossen ist, befindet sich die Pulpa. Sie besteht aus Blutgefäßen, Nervenbahnen, Bindegewebe und Zellen zur Dentinbildung (Odontoblasten). Die feinen Fortsätze der Zellen und Nerven ziehen in das Dentin ein, versorgen es mit Nährstoffen, lagern Dentin ab und leiten Nervenreize weiter. Bei Kindern ist diese Pulpen-kammer noch sehr groß. Sie wird aber mit zunehmendem Alter immer enger, da weiter Dentin produziert wird. Die Pulpa mauert sich sozusagen ein. Bevor Milchzähne oder bleibende Zähne in die Mundhöhle durch-brechen, bilden die Zellen der Pulpa Dentin und Schmelz. Dies ist ein komplexer Vorgang, der sehr empfindlich auf Störungen und Mineral- bzw. Vitaminverschiebungen reagiert.

Außerdem hilft die Weidenbaum-Essenz bei der Stärkung der Psyche und der geistig-seelischen Existenz, verhilft zum Durchhalten in belastenden Umständen unserer zwischenmenschlichen Beziehung untereinander, lockert schicksalhafte Verstrickungen (siehe Bücher von Doris Richter „Das große Buch der Baumheilkunde", „Baum-Essenzen" u. „Die Landkarte des menschlichen Bewusstseins").

Schönheit und Zahnhygiene

Zahneingriffe, Verschönerungen oder Zahnersatz verändern immer den ganzen Menschen

Der Mensch in seiner Dreifaltigkeit Körper – Gemüt – Seele reagiert ganzheitlich und so ist es auch manchmal nötig den ganzen Menschen in der Unterstützung seiner Gesundheit mit einzubeziehen durch Psyche Vital Mittel, die die Emotionen kräftigend und stimulierend unterstützen. Denn eine gesunde Psyche wirkt auf die Ausstrahlung und Schönheit eines Menschen, nicht nur in der Jugend, auch im Alter. Die alten griechischen Götter als Skulpturen für die Nachwelt in Stein gehauen, bringen die Idealisierung schöner gesunder Körper plastisch auch heute noch zum Ausdruck. Dazu gehören ein ebenmäßiges Gesicht mit optimalen Proportionen im Zahn-, Mund- und Kieferbereich und ein aufrechtes Wesen. Auch heute erscheint jedem deutlich vor Augen, dass gleichmäßige Zahnreihen und ein Gesicht ohne Lädierungen nicht nur der Schönheit dienen, sondern auch für intakte Biss- und Kau- und nicht zuletzt Sprachverhältnisse stehen. Weniger geläufig dagegen ist, dass der Mund auch als Sprach- und Ausdrucksorgan auf die Existenz und eine entsprechende Stellung der Zähne angewiesen ist. Die Zunge ist als Königin zwischen den Reihen der Zähne geschützt. Auch können wir uns daran erinnern, dass der Mund zunächst als Atmungsorgan, ganz am Beginn unseres Lebens noch ohne Zähne ein wichtiges Organ ist. Seine Atem stützende Ausgleichsfunktion wird z.B. bei körperlicher oder psychischer Beanspruchung mit hohem Sauerstoffbedarf zwingend. Auch Veränderungen in der Gesundheit und der Psyche beeinflussen tief greifend den natürlichen Prozess der Sauerstoffdurchflutung und des Pranaflusses über die Nasennebenhöhlen. Zahnfehlstellungen und Kieferanomalien und die seelische Verfassung des Menschen sind an Fehlleistung der Atemprozesse beteiligt.

Die Weichenstellung für ausgewogene Verhältnisse der Atmung, der Ernährung und der Bewegung geht vom ersten Tag an vom Munde aus. An der Mutterbrust lässt sich unschwer verfolgen, dass Atmen, Saugen und Schlucken fein aufeinander abgestimmte und voneinander abhängige Bewegungskräfte sind. Die Störung einer dieser drei Grundfunktionen zieht unweigerlich die übrigen in Mitleidenschaft. Wiederkehrende Infektkrankheiten der Atem- und Verdauungswege können in den ersten Lebensjahren mit einer Reihe anderer Komplikationen die Prozesse des Wachsens und Gedeihens beeinträchtigen. Durch die Behinderung der oberen Luftpassage, der Nasenatmung, kommt es leicht zu einer dauerhaften Verlagerung nach unten: Die Mundatmung wird zur chronischen Gewohnheit und verändert die körperlichen und psychischen Abläufe und Bedürfnisse.

Zur typisch offenen Mundhaltung gehören Begleitsymptome wie Schwächung bzw. Form- und Lageveränderungen der Lippen-Zungen und Kaumuskulatur. Folglich können alle Mundfunktionen, d.h. Atmen, Saugen, Kauen, Schlucken, Sprechen und mimische Gebärden mehr oder weniger gestört werden. Die Entwicklung normaler Kieferformen und die harmonische Ausrichtung und Angleichung der beiden Zahnreihen gerät durch das verschobene Kräftespiel der umgebenden Muskel- und Weichgewebe mit dem Einfluss auf die Kiefergelenke auch in Unordnung.

Häufig ist das ungenügende Stillen, die Kostverabreichung und der Schnuller der Beginn dieser Störungskette. Ein Mangel an Saugbewegungen kann die Mundmuskeln schwächen und den Vorschub des Unterkiefers und den Lippenkontakt behindern. Den verbreiteten Magen- und Darmerkrankungen kann damit der Boden bereitet werden, auch weil die ungeübte Mundmuskulatur meistens zu wenig Kauaktivität leistet. Das dem Darm angeschlossene Immunsystem kann folglich auch geschwächt werden. Ohne Abwehr nehmen die Infekte wieder zu und der Kreis schließt sich.

Der gemeinsame Nenner dieser Wechselbeziehung von Atmung und Ernährung ist die Bewegung.

Gesund beginnt im Mund. Die Korrektur von Zahn- und Kieferfehlstellungen ist nur erfolgreich und dauerhaft, wenn gleichzeitig die fehlerhaften Mundbewegungen in geordnete Abläufe geführt werden. Andernfalls können die Wachstums- und Bildekräfte bei der Gebissentwicklung fehlgeleitet werden. Der Kieferorthopäde ist aber so selten wie der Kinder-, HNO-, Zahn-, Hausarzt oder Orthopäde in der Lage, die gestörten Mundfunktionen mit anderen gesundheitlichen Beeinträchtigungen in Zusammenhang zu sehen. Dazu zählen mehr oder weniger häufige und kombinierte Begleiterscheinungen wie: Mundatmung, verminderte Infektabwehr, Leistungsabfall, Lernprobleme, Konzentrations- und Gedächtnisschwäche, schlaffe Mund- und Körperhaltung, herabgesetzte Abbeiss-, Kau- und Schluckfunktionen und folglich Störungen der Essgewohnheiten, der Verdauung, der Sprache und des psychischen Verhaltens. Eine angemessene und effektive Behandlung kommt den

Kindern kaum zugute, weil es an fachübergreifender Kenntnis und Zusammenarbeit mangelt. (Magersucht und Bulimie sind beispielhaft für ein gestörtes Essverhalten, das häufig im Zusammenhang mit einer unbefriedigten Beziehung zur Mutter und zu sich selbst steht.)

Der weit größte Teil der Zahn- und Kieferfehlstellungen wird erworben und nicht ererbt. Im Allgemeinen "weiss" also z. B. jeder Zahn nicht nur wo, sondern auch wie, d.h. in welcher Stellung er im Kiefer seine Funktion übernehmen muss. Aus den embryologischen Forschungen ist bekannt, dass das Erbgut sich zu Wachstum, Reifung und Entwicklung so verhält, wie die Schrift eines universellen Theaterstückes zum aktuellen Bühnenspiel. Das Werden im Leben muss, den jeweiligen Umständen entsprechend, ständig neu inszeniert werden. Fehlerhafte Zahnstellungen sind also meistens nicht die Folge einer falschen "Erbschrift", sondern sichtbare Zeichen einer unangemessenen "Inszenierung auf der Entwicklungsbühne". Zum Hintergrund dieser Fehlentwicklung gehört eine Summe verschiedener (und zum Teil genannter) Störfaktoren, denen der Mensch das ganze Leben hindurch, vorn Embryo bis zum Alter, ausgesetzt sein kann. Eine traumatische Geburt kann z. B. die Kiefer-Gesichts-Region dauerhaft deformieren.

Zahnschema (Organzuordnung) mit Angabe der jeweiligen Mitteln und eine Gesamtübersicht der Mittel sowie der Baum-Essenzen befinden sich im Anhang!

Zahnärztliche Therapien mit Gewebeverletzung

die u. U. sehr gut auf ONCC-Mittel ansprechen

1. Allgemeine Leistungen

- RX-Aufnahmen
- Infiltrationsanästhesie
- Lachgasanalgesie

2. Parodontologie

- Zahnsteinentfernung /Zahnreinigung (ZE/ZR)
- Deepscaling
- Gengivektomie
- FST (freies Schleimhauttransplantat)
- Bindegewebetransplantat)
- Vestibulumplastik (Edlan, Mejchar)
- Kronenverlängerung, Dreieckslappenoperation
- Lappenoperation
- GTR, GBR
- PAR-Abszess

3. Dysfunktionen und Myoarthropathien (MAP)

- Parafunktionen
- Occulusales Einschleifen
- Michiganschiene bei Bruxismus (u. a. Schienen)

4. Zahnärztliche Chirurgie, Oralchirurgie, exkl. Kieferchirurgie

- Zahnentfernungen
- Zahnextraktion einfach
- Zahnextraktion mit Separation
- Zahnextraktion mit Aufklappung
- Hemisektion, Wurzelamputation
- Operative Zahnentfernung mit/ohne Durchtrennung des Zahnes
- Entfernung ankylosierter Milchzahn

Klinikerklärung und Therapieerläuterung

Die Zähne als Teil des Kauorgans sind im Oberkiefer- und Unterkieferknochen über das Zahnhaltegewebe verankert. Sie dienen der Nahrungsaufnahme und erfüllen als Nahrungszerkleinerer eine wichtige Vorfunktion bei der Ernährung. Anhand der vereinfachten Darstellung werden die strukturellen Bestandteile der Zähne unterschieden.

Die Zähne im Mund sind zunächst in einen sichtbaren und einen nicht sichtbaren Abschnitt, der im Knochen unter der Mundschleimhaut liegt, unterteilbar. Im gesunden Zustand besteht der sichtbare Teil aus der so genannten Zahnkrone. Verborgen ist hierbei der längere Teil des Zahns, bestehend aus Zahnhals (unter dem Zahnfleisch) und Zahnwurzel, die über den so genannten Zahnhalteapparat mit dem Kiefer verbunden ist. Es gibt einwurzelige Zähne, wie z.B. die Schneidezähne, und mehrwurzelige Zähne, wie z.B. die Backenzähne; dabei besitzen die Backenzähne des Oberkiefers in der Regel drei Wurzeln, die des Unterkiefers zwei Wurzeln.

Zahnschmelz

Der Zahnschmelz ist eine fast reine Mineralschicht, er bedeckt die Zahnkrone als äußerste Schicht. Er ist sehr hart (300-400/Härte n. Vickers) und dient dem Schutz des Zahnorgans gegen äußere schädigende Einflüsse sowie insbesondere dem Schutz vor Abrieb. Der Schmelz besteht zu 95 Gewichtsprozent aus Mineral (hauptsächlich Phosphat und Kalzium), zu 1% aus organischen Bestandteilen (Proteinen) und zu 4% aus Wasser. Am Zahnschmelz setzt auch die Fluorwirkung bei der Vorbeugung von Karies (Kariesprophylaxe) ein. Fluor bildet größere Kristalle mit entsprechend reduziertem Porenvolumen, verbessert die Remineralisation (regelmäßige Nachbildung der Mineralschicht) und beeinflusst auch den Plaquestoffwechsel positiv.

Dentin

Unter dem Zahnschmelz liegt das Dentin (Zahnbein). Dieses umschließt nicht nur den Kronenbereich, sondern auch den Wurzelbereich bzw. die Pulpa. Dabei unterscheidet sich das Dentin im Schmelzbereich (Manteldentin) strukturell vom Dentin im Bereich der Pulpa (pulpales Dentin). Die so genannten Dentinkanälchen, die teilweise Nervenzellfortsätze beinhalten, haben eine unterschiedliche Dichte; pulpanah weisen sie eine höhere Dichte auf. Vor allem die Seitenkanälchen vom Manteldentin sind außerdem verstärkt von einer klaren Flüssigkeit durchsetzt. Im Gegensatz zum Schmelz als reines Mineral sind im Dentin Anpassungsvorgänge möglich, wenn auch nur in begrenztem Maße, und zwar in Form von Reizdentin, Kanalverkalkungen und Flüssigkeitsverlagerungen. Diese Eigenschaft steht in Zusammenhang mit dem erhöhten Anteil organischer Bestandteile im Zahnbein, das zu 20 Gewichtsprozent aus organischen Stoffen besteht sowie zu 70% aus Mineralien und zu 10% aus Wasser. Aufgrund dieser Bestandteile ist das Dentin auch weicher als der Zahnschmelz.

Zement

Ab dem Übergangsbereich von der Zahnkrone zur Zahnwurzel bedeckt ein mineralisiertes Bindegewebe die Oberfläche der Zahnwurzel. Dieser Zahnzement besitzt weder Nerven noch Gefäße und gehört anatomisch nicht zum Zahn selbst, sondern zum Zahnhalteapparat (Parodont). Weitere Bestandteile des Zahnhalteapparates sind der die Zähne umfassende Knochen, das Bindegewebe und die Schleimhaut.

Pulpa

Die Pulpa, das Zahnorgan im Kerngebiet des Zahns, besitzt Zellen, Blutgefäße und Nervenfasern. Man unterscheidet rein räumlich Kronen- und Wurzelpulpa, die jedoch organisch eine Einheit bilden. Gesunde Zähne, die ein intaktes Zahnorgan beinhalten, werden als lebendig oder vital bezeichnet, das heisst, sie reagieren auf äußere Reize, wie z.B. Kälte. Bei erkrankten Zähnen kann sich über dieses System eine Entzündung bis hin zu den Knochen des Wurzelspitzenbereiches ausbreiten (Pulpitis).

Das Gebiss

Das menschliche Gebiss setzt sich aus unterschiedlichen Zahntypen zusammen, deren jeweilige anatomische Eigenarten, gerade bezüglich Wurzellänge und -anzahl bei therapeutischen Maßnahmen zu berücksichtigen sind:

- **Schneidezähne**: meisselförmig, mit einfacher Wurzel
- **Eckzähne**: mit dreikantiger Schneidekrone und langer Zahnwurzel
- **Prämolaren**: die vorderen Mahlzähne, mit 2-höckriger Krone und 1 Wurzel

- **Molaren:** große Backenzähne, mit 4- bis 5-höckriger Krone, die Molaren des Oberkiefers besitzen 3, die des Unterkiefers 2 Wurzeln

Das Gebiss des Kindes (Milchgebiss) besteht aus 20 Zähnen, das Gebiss des Erwachsenen aus 32 so genannten bleibenden Zähnen, einschließlich der Weisheitszähne.

Folgende Zahntypen kommen beim **Erwachsenengebiss** vor:
- 8 Schneidezähne
- 4 Eckzähne
- 8 Prämolare
- 12 Molare

Es gibt ein spezifisches System zur genauen Bezeichnung der Zähne, das so genannte FDI-System. Dabei wird, basierend auf einem einfachen Prinzip, jedem Zahn eine Zahl zugeordnet. Die Zähne werden, beginnend mit der rechten Oberkieferhälfte, vom vorderen Schneidezahn aus zum hinteren Backenzahn durchnummeriert:

rechte Oberkieferreihe: 11, 12, 13, 14, 15, 16, 17, 18

linke Oberkieferreihe: 21, 22, 23, 24, 25, 26, 27, 28

linke Unterkieferreihe: 31, 32, 33, 34, 35, 36, 37, 38

rechte Unterkieferreihe: 41, 42, 43, 44, 45, 46, 47, 48

Demnach hätte beispielsweise der untere linke Eckzahn die Bezeichnung "33".

Einsatzbereiche im Detail

	Komplementäre Behandlung in der Zahnmedizin nach Richter	
1	**Abszess** (Hilfe bei Verletzungen im Mikro- u. i. Makrobereich, Aktivierung d. lymphatischen Situation u. Anregung d. Abwehrsystems, Narbenentstörung (Prophylaxe) u. Vorbereitung d. Heilung durch Verbesserung der Wundregion, Vitalisierung und Harmonisierung der psych. Ressourcen.)	**ONCC 1**
2	**Amalgam-Ausleitung** (Entgiftung d. Pischingerschen* Grundsystems, Aktivierung d. Leber, Nieren u. d. Lymphsystems, Ausleitung v. Schwermetallen und Aktivierung der Lymphe, Regulation bei chron. allergischen Belastungen, Stärkung d. Zentralnervensystems.)	**ONCC 2**
3	**Bruxismus** (Zähneknirschen) (Regulierung d. neurovegetativen Zentren, Vitalisierung u. d. Harmonisierung d. psych. Ressourcen, Knochenfunktionsstärkung (Osteoblasen, Osteoklasten, Knochenmark), Dynamisierung d. Bewegungsapparats, d. Kiefergelenke, Verbesserung der Statik, Entgiftung d. Vitalkörpers -Chakren, Meridiane-.)	**ONCC 3**
4	**Zahnärztliche Chirurgie** (Narbenentstörung -Prophylaxe- u. Vorbereitung d. Heilung durch Verbesserung d. Wundregion, Harmonisierung d. Vitalkörpers (Chakren, Meridiane), Heilen v. Folgen notwendiger Verletzungen d. Gewebes und d. Knochenregion durch chirurgische Eingriffe, Ausscheidung von Medikamentenrückständen, auch bei Unverträglichkeiten, Vitalisierung u. Harmonisierung der psych. Kräfte.)	**ONCC 4**
5	**Extraktion operativ** (Narbenentstörung -Prophylaxe- u. Vorbereitung d. Heilung durch Verbesserung d. Wundregion, Harmonisierung d. Vitalkörpers (Chakren, Meridiane), Regulierung d. psych. Vitalität, Sauerstoffaktivierung, Yin-Yang-Ausgleich im energetischen Bereich, Immunstärkung.)	**ONCC 5**
6	**Inkorporation Fremdmaterialien** (Stärkung d. Bindegewebes (Mesenchymaktivierung), Anregung d. körpereigenen Integrationskräfte, Toxinausleitung (alle Fremdmaterialien haben eine gewisse Toxinbelastung, deshalb Ausleitung), Toleranzmöglichkeiten d. Organismus durch Dämpfung und Neutralisierung d. möglichen allergischen Reaktionen.)	**ONCC 6**
7	**Implantation** (Stärkung d. Bindegewebes (Mesenchymaktivierung), Immunstimulierung, Vorbeugung gegen bakterielle u. mykotische Einflüsse (Milieuverbesserung), Aktivierung der Lebervitalkraft, Knochen- u. Gewebsstärkung u. der gesamten Durchblutung reg. u. allg.)	**ONCC 7**
	Oral Nature Care Complex nach Richter	

Komplementäre Behandlung in der Zahnmedizin nach Richter

8	Karies (Verbesserung v. Konfliktfähigkeit u. Lösungsorientiertes i. Handeln, Säurebasenregulation, Aktivierung d. lymphatischen Situation u. Anregung d. Abwehrsystems, Sauerstoff-Aktivierung d. Gewebes, Regulierung d. Mundflora, Milieuverbesserung der Darmregionen (Entgiftung, Toxinausleitung), Revierstärkung durch psych. Vitalisierung und Regulation.)	ONCC 8
9	Kaubeschwerden (Regulierung der Kopfregion u. d. betreffenden Gelenke u. d. Statik, Regulierung d. Beckenregion und d. betreffenden Gelenke u. d. Statik, Dynamisierung d. eurovegetativen Steuerung (Kreuzbein, Kiefergelenk, Nackenregion), Entfesselung der dynamischen Kräfte durch Auflösung v. seelischen Blockaden (Ängste, Schock etc.), Harmonisierung d. evtl. vorhandenen Konfliktherde i. neurovegetativen Bereich, Verspannungen durch Regulationsstörungen im Kalzium-Magnesiumhaushalt.)	ONCC 9
10	Kieferorthopädie (Regulierung d. Kopfregion u. d. betreffenden Gelenke u. d. Statik, Regulierung d. Beckenregion und d. betreffenden Gelenke und der Statik, Dynamisierung d. neurovegetativen Steuerung (Kreuzbein, Kiefergelenk, Nackenregion), Stärkung d. Immunsystems, Sauerstoffaktivierung, Nierenausscheidungsaktivierung, Giftstoffausscheidung (Toxinentlastung durch Verbesserung d. Entgiftungsfunktionen d. Körpers.)	ONCC 10
11	Lokalanästhesie (Ausleitung v. Rückständen durch d. medizin. Behandlung, Nervenstärkung, Toxinausleitung, Herzkreislaufstärkung, Schilddrüsen-regulation, neurovegetative Stabilisierung u. Harmonisierung (Nerven-stärkung), Entspannung, Regulation d. neurovegetativen Zentren (Psyche, Herznerven)	ONCC 11
12	Oligosiale (Speichelfliessate reduziert o. gestört) (Stärkung d. Immunsystems, Sauerstoffaktivierung, Aktivierung der lymphatischen Situation u. Anregung d. Abwehrsystems, Entspannung d. Halsregion, Regulierung d. Mineralhaus-haltsführung, z.B. Kalzium-Magnesium, Siliziumhaushalt, Wasserhaushalt.)	ONCC 12
13	Parodonditis (Vorbeugung gegen bakterielle und mykotische Einflüsse (Milieuverbesserung), Entgiftung d. Pischingerschen* Grundsystems, Aktivierung d. Leber, Nieren und d. Lymphsystems, Bindegewebsstärkung, Yin-Yang-Ausgleich i. energetischen Bereich, Toxinausleitung, Verbesserung des Blut- und Lymphflüssigkeitsmilieus, Zellvitalisierung und Zellverjüngung.)	ONCC 13
14	Präparation (Zahnhartsubstanz) (Knochenfunktionsstärkung (Osteoblasen, Osteoklasten, Knochenmark), Dynamisierung des Bewegungsapparates, Kiefergelenke, (Kreuzbein-Steissbeinreflexorgane d. Kieferregion), Verbesserung d. Statik, Gewebsstabilisierung, Entgiftung d. Vitalkörpers (Regulation d. Chakren, Meridiane), Stärkung d. neurovegetativen Zonen.)	ONCC 14

Oral Nature Care Complex nach Richter

15	**Pulpitis** (Antibakteriell u. antimykotisch wirksam, energetische Unterstützung der Herdsanierung, Toxinausleitung, Vorbeugung gegen bakterielle und mykotische Einflüsse (Milieuverbesserung), Vorbeugung bei chronischen Entzündungen im Mikro- u. Makrobereich im Mundbereich, Entgiftung des Pischingerschen* Grundsystems, Aktivierung d. Leber, Nieren und d. Lymphsystems.)	**ONCC 15**
16	**Röntgenbelastung** (Hilfe bei radioaktiver Belastung generell u. im feinstoffl. Bereich (i. d. Chakren u. d. Akupunkturmeridianen), Hilfe bei Strahlenbelastung allgemein u. bei neurovegetativer Empfindlichkeit allg. bei Strahlungen, Schilddrüsenregulation, Entgiftung des Vitalkörpers (Chakren, Meridiane), Stärkung der neurovegetativen Zonen, Nervenstärkung.)	**ONCC 16**
17	**Sinusitis maxillaris** (Vorbeugung bei chronischen Entzündungen im Mikro- u. Makrobereich im Mundbereich, Fokalherdtherapie, Schleimhautstärkung, Mileubereinigung, Entgiftung d. Pischingerschen* Grundsystems, Aktivierung d. Leber, Nieren u. d. Lymphsystems, Milieuverbesserung d. Darmregionen - Entgiftung, Toxinausleitung-, Stärkung der Psyche.)	**ONCC 17**
18	**Störfelder devitale Zähne** (Aktivierung der körpereigenen Regulationskräfte, Meridianstärkung, Entgiftung d. Pischingerschen* Grundsystems, Aktivierung d. Leber, Nieren u. d. Lymphsystems, Aktivierung d. lymphatischen Situation u. Anregung d. Abwehrsystems, neurovegetative Stabilisierung u.Harmonisierung -Nervenstärkung-, Nieren u. Leberentgiftung.)	**ONCC 18**
19	**Verletzungsmittel (Regenerese dental post)** (Neurovegetative Stabilisierung u. Harmonisierung -Nervenstärkung-, Regeneration nach Verletzung durch notwendige Eingriffe, Sauerstoffaktivierung, Aktivierung des Immunsystems, allg. Vitalisierung d. feinstofflichen Regionen d. Körpers.)	**ONCC 19**
20	**Wundheilungsstörung** (Vitalitätssteigerung, Hilfe bei undurchsichtigen Ursachen von Verzögerungen der Heilung, Ausgleich und Harmonisierung der gesamten Kreislaufsituation, Entgiftung d. Hals, Brust- und Darmlymphe und d. Pischingerschen* Grundsystems, Aktivierung der Leber, Nieren und des Lymphsystems, neurovegetative Stabilisierung und Harmonisierung - Nervenstärkung-, Vitalitätssteigerung.)	**ONCC 20**
21	**Zahnstein** (Regulation d. Speichelflüssigkeit, Enzymregulation, Behebung d. Energiemangels, Ausgleich d. Stoffwechselstörung, siehe ONCC 22, Regulierung des Mineralstoffhaushalts (besonders d. Kalzium- und Magnesiumhaushalts, bei chron. Allergien, auch bei chron. Existenzbelastungen, welche die Psyche belasten, Energieausgleich.)	**ONCC 21**

Oral Nature Care Complex nach Richter

22	**Zungenbelag** (Schleimhautentgiftung, Entgiftung d. Stoffwechsels, Lymphentgiftung, Entgiftung d. Pischingerschen* Grundsystems, Aktivierung d. Leber, Nieren u.d. Lymphsystems, Aktivierung d. lymphatischen Situation u. Anregung d. Abwehrsystems, neurovegetative Stabilisierung u. Harmonisierung (Nervenstärkung), Verdauungsbereichstärkung u. Entgiftung, Ezymregulierung im Mundorgan.)	ONCC 22
23	**Gag Reflex** (Aufhebung v. Tendenz zu Verspannung und vermehrtem Würgereiz, verbessert Zirkulation, Leber-Gallenenergie, die Regulation der Atemkräfte und verbessert die Akzeptanz von chem. Gerüchen und Alkohol etc., entspannt die Körpermuskulatur.)	ONCC 23
24	**Verletzungsmittel allgemein** (Allgemein bei Verletzungen im Zahn-Kieferbereich, auch bei anderen Verletzungen des Körpers, generell bei psych. Verletzungen. Als Parallelmitteln zu anderen ONCC-Mitteln.)	ONCC 24
25	**Nervenstärkung** (bei allen körperlichen, emotionalen u. nervlichen Belastungen, auch bei chirurgischen Nervenverletzungen.)	ONCC 25
26	**Gemütsstabilisierung** (Angst und Unruhe vor dem Zahnarztbesuch. Stabilisierung der Ängste oder Phobien, schon bis zu 3 Tage vor dem Zahnarztbesuch und auch danach, falls die Psyche des Patienten negative Erfahrungen sammelte.)	ONCC 0.1
27	**Belastung des Juxta oralen Organs** (lat. für: neben der Mundhöhle liegend), siehe auch Kompendium Zahnmedizin von D. Richter. (Dieses Organ hat eine enge Beziehung zur Regeneration und Verjüngung des Körpers. Ist der Kauapparat intakt, kann der Mensch optimal kauen und dies hat einen optimalen Einfluss auf die Statik über das Kiefergelenk und die Halswirbelsäule. Deshalb ist dieses Mittel wichtig und kommt besonders zum Einsatz nach Zahnverlust, oder auch beim Einsatz der „dritten" Zäh- ne. Es hilft auch zur Verjüngung der Gesichtsmuskulatur.)	ONCC 0.2

Einnahme:

1-2 x täglich ca. 10-20 Trpf. in Wasser

Mensch lerne, lerne, frage, frage und schäm dich nicht zu lernen und zu fragen.
Philippus Theophrastus Paracelsus

Kurzfassung Einsatz ONCC nach Richter

ONCC	1	Abszess
ONCC	2	Amalgan - Ausleitung
ONCC	3	Bruxismus (Zähneknirschen)
ONCC	4	Zahnärztliche Chirurgie
ONCC	5	Extraktion operativ
ONCC	6	Inkorporation Fremdmaterialien
ONCC	7	Implantation
ONCC	8	Karies
ONCC	9	Kaubeschwerden
ONCC	10	Kieferorthopädie
ONCC	11	Lokalanästhesie
ONCC	12	Oligosiali (Speichelfliessrate reduziert oder gestört)
ONCC	13	Parodonditis
ONCC	14	Präparation (Zahnhartsubstanz)

Oral Nature Care Complex nach Richter

Mensch lerne, lerne, frage, frage und schäm dich nicht zu lernen und zu fragen.
Philippus Theophrastus Paracelsus

ONCC	15	Pulpitis
ONCC	16	Röntgenbelastung
ONCC	17	Sinusitis maxillaris
ONCC	18	Störfelder devitale Zähne
ONCC	19	Verletzungsmittel
ONCC	20	Wundheilungsstörung
ONCC	21	Zahnstein
ONCC	22	Zungenbelag
ONCC	23	Gag Reflex
ONCC	24	Verletzungsmittel
ONCC	25	Nervenstärkung
ONCC	0.1	Angst und Unruhe
ONCC	0.2	Juxta-Organ

Einnahme:

1-2 x täglich ca. 10-20 Trpf. in Wasser

Oral Nature Care Complex nach Richter

Mensch lerne, lerne, frage, frage und schäm dich nicht zu lernen und zu fragen.
Philippus Theophrastus Paracelsus

Empirik/Wechselbeziehung

Zahn - Organ - Psyche - Nerven

Rechte Seite

Baum-Essenzen	BE - Nr. 12	BE - Nr. 18	BE - Nr. 12	BE - Nr. 7	BE - Nr. 3	BE - Nr. 13	BE - Nr. 15	BE - Nr. 18
Psyche Vital	PV - Nr. 8	PV - Nr. 8	PV - Nr. 22	PV - Nr. 22	PV - Nr. 12	PV - Nr. 13	PV - Nr. 7	PV - Nr. 13
Nervenstärkungs-Mittel	NS - Nr. 8	NS - Nr. 10	NS - Nr. 14	NS - Nr. 10	NS - Nr. 8	NS - Nr. 6	NS - Nr. 3	NS - Nr. 8
SINNESORGANE	Innenohr	Kieferhöhle		Siebbeinzellen		Auge	Stirnhöhle	
GELENKE	Schulter Ellenbogen	Kiefer		Schulter - Ellenbogen		Knie hinten		
	Hand ulnar Fuss plantar Zehen	Knie vorn		Hand radial Fuss Grosse Zehe		Hüfte	Kreuzsteissbein	
						Fuss		
ORGANE	Herz rechts	Bauchspeicheldrüse		Lunge rechts		Leber rechts	Niere rechts	
	Zwölffinger-darm	Magen rechts		Dünndarm rechts		Gallenblase	Blase rechts urogenitales Gebiet	
ENDOKRINE DRÜSEN	Hypophysen-Vorderlappen	Nebenschild-drüse	Schilddrüse	Thymus	Hypophysen-Hinterlappen		Epiphyse	
	Zentrales Nervensystem Psyche	Weibliche Brustdrüse rechts					Rechte Seite	
OBERKIEFER	18	17	16	15	14	13	12	11
UNTERKIEFER	48	47	46	45	44	43	42	41
	Energiehaus-halt			Weibliche Brustdrüse rechts			Rechte Seite	
ENDOKRINE DER GEWEBESYSTEME	periphere Nerven	Arterien	Venen	Lymphgefäße	Keimdrüse		Nebenniere	
ORGANE	Ileum rechts	Dickdarm rechts		Magen rechts Magenausgang		Gallenblase	Blase rechts urogenitales Gebiet	
	Gebiet im Bereich des Dünndarms							
	Herz rechts	Lunge rechts		Bauchspeicheldrüse		Leber rechts	Niere rechts	
GELENKE	Schulter - Ellenbogen			Knie vorn		Knie hinten		
	Hand ulnar Fuss plantar Zehen	Hand radial Fuss Grosse Zehe				Hüfte	Kreuzsteissbein	
				Kiefer		Fuss		
SINNESORGANE	Ohr	Siebbeinzehen		Kieferhöhle		Auge	Stirnhöhle	
Nervenstärkungs-Mittel	NS - Nr. 12	NS - Nr. 12	NS - Nr. 15	NS - Nr. 9	NS - Nr. 7	NS - Nr. 8	NS - Nr. 1	NS - Nr. 8
Psyche Vital	PV - Nr. 18	PV - Nr. 17	PV - Nr. 18	PV - Nr. 8	PV - Nr. 13	PV - Nr. 12	PV - Nr. 7	PV - Nr. 2
Baum-Essenzen	BE - Nr. 8	BE - Nr. 23	BE - Nr. 7	BE - Nr. 2	BE - Nr. 12	BE - Nr. 13	BE - Nr. 15	BE - Nr. 17

Linke Seite

BE - Nr. 6	BE - Nr. 9	BE - Nr. 12	BE - Nr. 20	BE - Nr. 10	BE - Nr. 12	BE - Nr. 7	BE - Nr. 13
PV - Nr. 8	PV - Nr. 8	PV - Nr. 12	PV - Nr. 13	PV - Nr. 7	PV - Nr. 13	PV - Nr. 9	PV - Nr. 13
NS - Nr. 7	NS - Nr. 1	NS - Nr. 4	NS - Nr. 7	NS - Nr. 12	NS - Nr. 7	NS - Nr. 9	NS - Nr. 13
Stirnhöhle		Auge	Siebbeinzellen		Kieferhöhle		Innenohr
Knie hinten			Schulter - Ellenbogen		Kiefer		Schulter Ellenbogen
Kreuzsteissbein		Hüfte	Hand radial Fuss Grosse Zehe		Knie vorn		Hand ulnar Fuss plantar Zehen
Fuss							
Niere rechts		Leber links	Lunge links		Milz		Herz links
Blase links urogenitales Gebiet		Gallenblase	Dünndarm links		Magen lilnks		Jejunum Ileum links
Epiphyse		Hypophysen-Hinterlappen		Thymus	Schilddrüse	Nebenschild-drüse	Hypophysen-Vorderlappen
Linke Seite					Weibliche Brustdrüse links		Zentrales Nervensystem Psyche
21	22	23	24	25	26	27	28
31	32	33	34	35	36	37	38
Linke Seite			Weibliche Brustdrüse links				Energiehaushalt
Nebenniere		Keimdrüse		Lymph-gefäße	Venen	Arterien	periphere Nerven
Blase links urogenitales Gebiet		Gallengänge links	Magen links		Dickdarm links		Jejunum Ileum links
Niere links		Leber links	Milz		Lunge links		Herz links
Knie hinten			Knie vorn		Schulter - Ellenbogen		
Kreuzsteissbein		Hüfte			Hand radial Fuss Grosse Zehe		Hand ulnar Fuss plantar Zehen
Fuss			Kiefer				
Stirnhöhle		Auge	Kieferhöhle		Siebbeinzellen		Ohr
NS - Nr. 7	NS - Nr. 16	NS - Nr. 1	NS - Nr. 3	NS - Nr. 12	NS - Nr. 7	NS - Nr. 9	NS - Nr. 13
PV - Nr. 22	PV - Nr. 13	PV - Nr. 17	PV - Nr. 23	PV - Nr. 3	PV - Nr. 24	PV - Nr. 9	PV - Nr. 15
BE - Nr. 14	BE - Nr. 18	BE - Nr. 20	BE - Nr. 23	BE - Nr. 24	BE - Nr. 19	BE - Nr.17	BE - Nr. 25

Erklärungen

Pischingerschen Grundsystem:

Das sogenannte weiche Bindegewebe oder das System der Grundregulationen.

Prof. Pischinger beschreibt die Strukturen innerhalb des humanen Gewebes, das zwischen den eigentlichen Organzellen liegt. Es ist das Grundsystem als extrazelluläre Matrix.

Bis zum Jahr 1953 gab es in der Medizin nur die spezifische Organpathologie. Dann beschrieb der Wiener Arzt Alfred Pischinger erstmals ein "System des Unspezifischen", heute allgemein bekannt als „Grundregulationssystem nach Pischinger".

Wahrscheinlich ist, dass bei einem völlig gesunden Pischingerschen Grundsystem die Versorgung der Organzellen reibungslos funktioniert. Alle anfallenden Schlacken und Giftstoffe werden über das Blut und die Lymphe abtransportiert. Die nervale Versorgung der Organzellen über die Endverzweigungen des vegetativen Nervensystems arbeitet reibungslos. Die Gifte unserer modernen Zivilisation. wie z.B. Bakterienreste, Schwermetalle Wohngifte wie Formaldehyd, Antibiotika und Mykotoxine.

Damit sie den Organzellen nicht schaden, werden sie im Pischingerschen Grundsystem (PGS) zwischengelagert. Wenn das PGS mit Toxinen ausgelastet ist, kann es nicht mehr auf äußere Reize reagieren und verhält sich mehr und mehr inaktiv oder sogar starr. Es kann die Organzelle nicht mehr ernähren, die Zufuhr von Nährstoffen und die Abfuhr von Schlacken sind gestört oder sind zum Erliegen gekommen.

Erklärung des Pischingerschen Grundsystems für Mediziner

Grundregulationssystem: Bezeichnung für ein erstmals 1953 von A. Pischinger als "System des Unspezifischen" im Gegensatz zur „spezifischen" Organpathologie beschriebenes System, welches anatomisch aus der Funktionseinheit der Zellen des lockeren Bindegewebes, der Kapillaren, der peripheren Nerven und der Interzellulärsubstanz (Grundsubstanz) besteht.

Es bildet die Transitstrecke zwischen Kapillaren und Parenchymzellen und beeinflusst die Stoffwechselvorgänge, insbesondere die peripher-autonomen Grundfunktionen wie Elektrolythaushalt, Säure-Basen-Haushalt usw..

Aufgrund der gesamtorganischen Funktionsorientierung des Modells, seiner humoralpathologischen Dimension und seines deutlichen Bezugs zum Prozess der Entzündung wurde das Grundsystem schon bald zum Erklärungsmodell einer Vielzahl komplementärer Heilverfahren.

(Quelle: Pschyrembel Wörterbuch Naturheilkunde).

R - steht für Richter (Ur-Tinktur Richter)

Mittel, die mit einem R ergänzt sind, werden in einem namenhaften Schweizer Labor hergestellt, bei denen Planzen verwendet werden, welche aus der Sammlung des verstorbenen Botaniker Herbert Varnecke stammen.

Herbert Varnecke sammelte diese eigens aus vielen Ländern der Erde, in abgelegenen Gebieten, für Frau Doris Richter, um die passenden Mittel für die bestimmte Wirkung der Komplexmittel herstellen zu können.

Über die Autorin

Doris Richter ist seit über 35 Jahren mit medizinischen Themen, besonders im Bereich der Komplementärmedizin und Naturheilkunde und mit der Entwicklung von natürlichen Heilmitteln beschäftigt.

Seit über 30 Jahren führt Doris Richter als Heilpraktikerin eine Praxis für Komplementärmedizin und Naturheilverfahren in der Schweiz und entwickelte u. a. die Baum-Essenzen und diverse natürliche Komplexmittel zur Förderung der Gesundheit und Unterstützung, als einer der Pionierin auch im Besonderen in der komplementären Zahnmedizin.

Als Autorin schrieb Doris Richter (Verlag JOY-Edition/CH) zahlreiche Bücher über ganzheitliches Heilen, referierte über große Vorbilder der Menschheitsgeschichte und verfasste mehrere Bücher speziell über die Sprache der Symbole sowie Hörbücher mit Symbolgeschichten zur Förderung einer ausgeglichenen psychosomatischen Situation des Menschen in gesunden und kranken Tagen.

Seit 25 Jahren bildet Doris Richter Therapeuten im Bereich der spirituellen Homöopathie und Baumheilkunde sowie der komplementären Zahnmedizin aus.

Bestellung von Baum-Essenzen:

Die Baum-Essenzen nach Richter werden in der Schweiz in dem homöopathischen Labor Piniol AG (Omida) in Küssnacht am Rigi hergestellt.

Deutschland: Bestellungen über das Büro der Praxis in Deutschland per Kontaktformular über die Internetseite www.praxisrichter.com.

Schweiz: Direkt über den Shop www.praxisrichter.com, in jeder Drogerie oder Apotheke oder direkt über die Firma Piniol in der Schweiz.

Direktlink: http://www.praxisrichter.com/produkt-kategorie/baumessenzen/

ONCC (OralNaturalCareComplex)
© 2018 Doris Richter/CH-Cham
E-Mail: administration@praxisrichter.com

www.praxisrichter.com

Buchempfehlungen

Die Landkarte des menschlichen Bewusstseins
von Doris Richter

Gesundheit durch die Kraft der Bäume

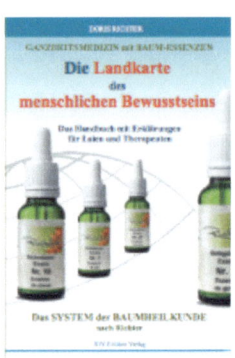

Das HCS (Holo-Cybernetic-System*), welches wir als persönlichen Spiegel durch das Geburtsdatum im Computer berechnen und erstellen, ist eine höchst individuelle Ausarbeitung, mit der die Persönlichkeit ein Reflexionsorgan in die Hand bekommt, das die Möglichkeit bietet, die körperliche, emotionale und seelische Ebene bis auf den Grund zu durchleuchten. Auch der spirituelle Ansatz wird nicht ausgelassen.

Durch diesen Blick in den Spiegel (anhand der Landkarte des menschlichen Bewusstseins) werden Erkenntnisprozesse möglich. Es ist der menschlichen Persönlichkeit möglich, sich von alten Verhaltensmustern, welche meist noch aus der Ahnenschaft noch bis in unsere Ebene hineinwirken, zu befreien.

Schnell und sicher lassen sich in dem dargelegten System im Spiegel der Baumheilkunde nach Richter auch Partnerschaft und Evolution des Bewusstseins in der menschlichen Beziehung die Zusammen-hänge unmissverständlich offenbaren. Die Deutungswege werden hier verständlich und eindeutig erläutert.

In der Praxis und in allen Seminaren wird dieses Werkzeug schon über Jahre sehr hilfreich eingesetzt, was viele Hilfe-suchende sowie Therapeuten äußerst aufklärend und hilfreich auf ihrem individuellen Weg der eigenen Bewusstwerdung unterstützte.

holo heisst ganz, cybernetisch heisst beweglich

Paperback: 51 Seiten
Verlag JOY-Edition
ISBN-9783744882989

Baum-Essenzen - Kurzcharakteristik

von Doris Richter

Kurz-Charakteristik der sechsundzwanzig Bäume
Ganzheitsmedizinische Behandlung durch die Baum-Essenzen

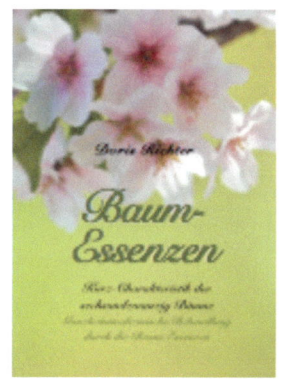

Viele Menschen erfüllen sich nun einen Traum, sanft und ohne Nebenwirkungen die Heilkraft im Menschen auf tiefgreifenden, wenn auch nicht im herkömmlich „beweiskräftigen" Sinn, zu fördern, gezielt zu behandeln und zu heilen.

Im Buch über die Bäume beschreibt die Autorin Doris Richter 26 Baumcharaktere. Der Mensch erfährt sich selbst im Spiegel der grünen Natur.

Hat er sich im Spiegel eines Baum-Charakters auch mit Hilfe eines Fragebogens und Baumtest wiedererkannt, verhilft ihm die grüne lichtvolle und regenerierende Essenz des Blattes als Therapeutikum zu einem sanften Wachstum seiner Persönlichkeit. Es geschieht durch Überwindung von Schwäche, Krankheit oder störenden Missstimmungen.

Paperback: 172 Seiten
3. Auflage 2017
Verlag JOY-Edition
ISBN-9783744883504

Der Geist in den Bäumen spricht ...
von Doris Richter

Ganzheitliches Heilen mit Baum-Essenzen

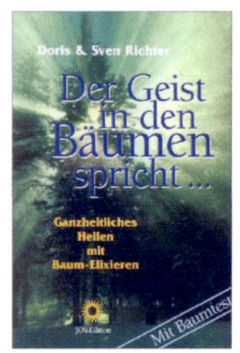

Die Medizin der Bäume ist ein sanftes Werkzeug, das den Menschen verwandelt. Bei der "grünen Medizin der Bäume" handelt es sich um eine Medizin für Körper, Seele und Geist. Ausgehend von der geistigen Ebene wirkt sie auf die körperliche Ebene und löst allmählich körperliche Belastungen auf.

Nach einer Einführung in das Heilen mit der grünen Medizin erläutern die Autoren die Bedeutung von Symbolen als Mittler zwischen den Welten.

Der Leser wird in die Lage versetzt, mit Hilfe eines Baumtests selbst herauszufinden, welches der 25 Baum-Essenzen (nach Richter) seiner derzeitigen gesundheitlichen oder seelischen Problematik entspricht.

Ein Fragebogen hilft weiter, den aktuellen Themenbereich des Lesers auf eines der vier Elemente Erde, Wasser, Feuer und Luft einzugrenzen, die jeweils sechs Seelenzustände umfassen, so dass der Leser mit Hilfe des Baum-Kreises "seinen" Baum findet.

Im Mittelpunkt des Buches stehen die ausführlichen Beschreibungen der 25 Bäume, welche jeweils durch eine Geschichte über den Geist des Baumes ergänzt werden. Je tiefer der Leser dann hinter die Symbole sehen kann, umso tiefer kann das Wort als Medizin wirken. Das Wort kann sowohl eine Botschaft sein, die nur oberflächlich aufgenommen wird. Es kann aber auch ein Spiegel sein, der in eine tiefere und verborgene Ebene des Seins führt und eine weitere Möglichkeit bietet, Erkenntnisse zu sammeln.

Hardcover: 320 Seiten
Verlag JOY-Edition
ISBN-13: 978-3952128916

Weitere Bücher von Doris Richter finden Sie bei AMAZON oder BOD

Praxis Richter - Praxis für Komplementärmedizin und Naturheilverfahren, Niederwil 12, CH - 6330 Cham, +41 (0) 41 741 41 79, www.praxisrichter.com